Td $\frac{57}{69}$

OPUSCULE

SUR

LE CHOLÉRA-MORBUS

SPASMODIQUE ET ÉPIDÉMIQUE.

TYPOGRAPHIE DE FEISSAT AÎNÉ ET DEMONCHY,

OPUSCULE

SUR

LE CHOLÉRA-MORBUS

SPASMODIQUE ET ÉPIDÉMIQUE,

A L'USAGE

DES POPULATIONS MENACÉES DE CE FLÉAU;

DÉDIÉ PARTICULIÈREMENT

AUX HABITANS DE LA COMMUNE D'EYGUIÈRES,
DÉPARTEMENT DES BOUCHES-DU-RHONE,

Par J. C. DOLE,

DOCTEUR EN MÉDECINE DE LA FACULTÉ DE MONTPELLIER, ANCIEN
CHIRURGIEN MILITAIRE, MEMBRE CORRESPONDANT DE LA
SOCIÉTÉ ACADÉMIQUE DE MÉDECINE DE MARSEILLE, ETC.

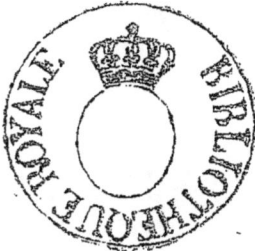

MARSEILLE,

FEISSAT AINÉ, IMPRIMEUR-LIBRAIRE,
RUE CANEBIÈRE, N° 19.

18 AVRIL 1832.

times? Espérons que s'il doit, à l'exemple de la peste de Marseille en 1720, semer la terreur dans la Provence, comme elle aussi, et par vos soins, son bras cruel ne s'appesantira pas sur la commune d'Eyguières, déjà trop malheureuse par la misère qui l'accable.

Ne nous livrons pas cependant à une trop insouciante sécurité ; veillons pour notre sûreté particulière et pour le bien de tous ; opposons d'abord à la crainte du mal, qui est assurément un mal réel, un avant-poste de l'ennemi, opposons, dis-je, à cette première menace toute la force morale nécessaire ; elle sera, dans cette circonstance, un puissant moyen de défense.

Habitans d'Eyguières, je dois vous le dire : la force morale ne saurait cependant nous dispenser de certaines précautions qui ne sont pas moins indispensables. Des moyens généraux nous sont indiqués par la voie de la presse, soit dans les journaux, soit dans quelques ouvrages moins répandus, dans la vue de prévenir l'imminente invasion du mal ; vous ne sauriez trop graver dans votre mémoire tous ces préceptes salutaires, et, pour vous mettre à portée de les avoir incessamment sous les yeux, je me fais un devoir de vous les retracer, et d'y ajouter, pour votre plus grand intérêt, tout ce qui est spécialement relatif à la localité.

Gardez - vous néanmoins d'accorder une trop aveugle confiance à la multitude des moyens qu'on a déjà proposés comme préservatifs ou curatifs ; la cupidité du charlatanisme ne manquera pas de déployer chaque jour sous vos yeux un nouveau cortége de remèdes soi-disant infaillibles ! Avant tout, consultez des médecins qui, par une étude sérieuse, un esprit sans prévention et des connaissances judicieusement acquises, peuvent seuls vous éclairer et vous mettre à l'abri d'une funeste erreur. Pour ma part, je fixerai sérieusement mon attention sur la nature et les propriétés des principaux moyens, afin de faire un choix le plus avantageux possible. Vous trouverez donc ici le résultat de mes réflexions, guidées, dans tous les cas, par les raisonnemens des plus savans et des plus sévères observateurs.

Le nom de *Choléra* donné par les plus anciens médecins à la maladie qui occupe aujourd'hui tous les esprits, me paraît loin d'exprimer son véritable caractère ; il suppose un écoulement abondant de bile, soit par les vomissemens, soit par les selles, ou, pour mieux dire, par ces deux voies ensemble. Il y a, à la vérité, fréquence de déjections alvines et de vomissemens ; mais on n'y voit jamais la bile jouer un rôle digne de fixer l'attention particulière du médecin ; elle n'est point un de ses élémens primitifs. Conservons-lui cependant pour le moment cette dénomination , en quelque sorte consacrée par l'usage, et tâchons (ce qui est bien plus important) de présenter les signes qui la font distinguer de toute autre affection.

Symptômes ordinaires et caractéristiques de la Maladie.

Au début, lorsque l'invasion n'est pas subite , on éprouve un sentiment de malaise et de pesanteur dans tout le ventre. Bientôt après des douleurs plus vives arrivent ; leur siége est fixe et précis , elles n'occupent le plus souvent qu'un espace fort étroit à la région épigastrique sur la ligne blanche , autrement et vulgairement dit vers le creux de l'estomac, au niveau de la neuvième ou dixième côte, avec des nausées (*envies de vomir*) , des vertiges (*tournoiemens de tête*), des crampes et le dévoiement.

Peu après , quelquefois cependant au bout de six à huit heures , paraissent les phénomènes les plus effrayans ; alors les traits s'altèrent et la figure se décompose ; les yeux sont caves et profondément enfoncés dans l'orbite ; souvent le globe de l'œil est relevé de manière qu'on n'en aperçoit que le blanc; les paupières prennent une teinte bleuâtre, des taches livides se manifestent sur plusieurs parties du corps, et quelquefois toute la face est de cette même couleur.

Les extrémités sont froides et glacées.

Les vomissemens sont de matières plutôt séreuses que muqueuses, c'est-à-dire ordinairemont à peu près limpides; les déjections sont tantôt brunes, tantôt blanchâtres.

La langue est blanche et froide; la soif est grande et continuelle; les douleurs à l'estomac sont quelquefois si violentes que les parois abdominales, c'est-à-dire la peau du ventre, est comme collée contre l'épine.

La respiration est extrêmement gênée; le pouls est petit, souvent imperceptible; les crampes continuent et arrachent des gémissemens aux malades; enfin, il y a suppression d'urine.

Ces désordres ne sont accompagnés d'aucun délire, et les malades répondent juste aux questions qui leur sont adressées; mais il y a toujours un abattement absolu des forces, et quelquefois le *collapsus* (*affaissement de l'énergie du cerveau*) est si grand, qu'il y a assoupissement et congestion cérébrale, tels que l'on serait tenté de croire à l'existence du typhus (*stupeur avec symptômes de malignité*).

Parmi tous les signes que nous venons d'exposer, la décomposition des traits, les crampes, le froid, l'absence du pouls et de l'urine sont les plus constans et les plus caractéristiques.

La marche du Choléra est rapide ; on a prétendu l'avoir vu tuer en dix minutes : si cela est, de tels cas sont bien rares, mais on sait qu'en moins de deux heures une terminaison funeste peut arriver ; sa durée varie donc ordinairement de ce temps à deux ou trois jours, quelquefois plus.

La convalescence est toujours longue et pénible, souvent accompagnée d'œdème, c'est-à-dire d'un engorgement froid, pâle et pâteux aux pieds et aux jambes ; quelquefois on a vu la gangrène survenir à ces extrémités.

Lorsque le malade entre en convalescence, le pouls conserve pendant quelques jours une lenteur et une rareté remarquables. M. Londe, président de la Commission médicale envoyée en Pologne, assure que sur trente convalescens de l'âge de 19 à 26 ans, il a constaté qu'il n'offrait que trente-six à cinquante pulsations par minute.

Les rechutes sont à craindre.

Des causes qui facilitent l'invasion de la maladie.

Les causes qui facilitent l'invasion du Choléra sont physiques ou physiologiques, c'est-à-dire extérieures ou intérieures.

Des causes extérieures.

Les causes extérieures sont celles qui proviennent de l'air et de sa température, des saisons et de la nature des lieux ; on doit y comprendre également les choses que l'on applique sur le corps ou qui sont introduites par la bouche.

Les climats chauds et humides y sont plus sujets que les autres ; de grandes pluies après de fortes chaleurs peuvent donc nous exposer à cette maladie, surtout lorsque ces pluies sont accompagnées d'un refroidissement subit de l'air. On peut en dire autant des journées très-chaudes suivies de nuits fraîches et humides.

Lorsque le Choléra règne déjà dans des lieux circonvoisins, on peut craindre son invasion dans toute saison, parce qu'il a le caractère épidémique et qu'il peut rapidement se porter d'un endroit à un autre ; mais la saison qui lui offre un plus facile accès est la fin de l'été et le commencement de l'automne.

Les pays marécageux, et ceux fréquemment entourés ou couverts de brouillards, doivent être plus promptement atteints que les lieux naturellement secs et élevés.

Toutes les émanations fétides peuvent et doivent aggraver la maladie, parce que dans tous les cas elles sont dangereuses pour ceux qui les respirent, et tout en croyant fermement qu'en elles ne réside pas la cause essentielle du choléra, du moins est-il de la plus haute importance de les éloigner, de les détruire même, et d'apporter à cet égard la surveillance la plus sévère.

En parlant de cette cause essentielle, convenons d'une vérité et disons que nous sommes naturellement disposés à vouloir tout expliquer, nous assignons assez légèrement tel ou tel effet à une cause qui ne réside souvent que dans une idée préconçue; nous pensons que rien ne peut échapper à notre sagacité, et cependant si nous rentrons dans la voie de la bonne foi, si nous réfléchissons sérieusement nous nous verrons bientôt, dans la circonstance actuelle, forcés de convenir que cette cause essentielle du Choléra est encore occulte pour nous; contentons-nous donc de la supposer dans une certaine modification de l'atmosphère, modification encore inappréciable par tous nos moyens d'investigations.

Malgré notre ignorance complète à cet égard, nous ne devons pas perdre de vue cette vérité démontrée par les faits : que les émanations d'une odeur putride ne manquent pas de favoriser et, comme nous l'avons déjà dit, d'aggraver le mal; puisque les quartiers réputés mal-sains sont partout les premiers et le plus vivement frappés.

C'est bien ici le cas de rappeler à mes concitoyens combien il est important pour eux de se soumettre, sans délai, à toutes les mesures particulières et générales de salubrité que je vais leur tracer.

Les rues sont partout garnies de fumier et d'immondices; n'attendez-pas l'invasion du Choléra, s'il doit nous atteindre, pour les enlever avec le plus grand soin; éloignez-les de votre commune; faites mieux encore, enfouissez-les. Si vous négligez cet avis jusqu'à la présence du mal, le danger deviendra plus grand, en livrant alors à l'air libre une immense production de vapeurs et d'atomes méphitiques.

Ne conservez aucune mare, aucun égout ni puisard dans vos basses-cours; toute eau croupissante est dangereuse.

Que vos eaux ménagères soient jetées sans retard, si, par la construction de vos éviers, vous êtes dans la nécessité de les recueillir dans un vase quelconque; que cet évier soit tenu très-propre par le lavage, et si vos eaux peuvent s'écouler au dehors par un conduit, ayez soin, après le lavage, de boucher avec un tampon l'ouverture de ce conduit jusqu'au lavage suivant.

La lumière du jour étant très-salutaire, ne négligez pas de tenir vos vitres toujours propres.

Débarrassez-vous de tous les animaux les moins

utiles qui par leurs excrémens et le fumier qu'ils font, procurent des odeurs mal-saines ; les porcs, les lapins et même les poules ne doivent se tenir que dans des lieux bien aérés et suffisamment éloignés des habitations.

Que vos écuries soient tenues constamment dans le plus grand état de propreté.

Le sol de vos appartemens doit être balayé souvent ; s'il est encroûté de terre ou de boue desséchée, il faut l'enlever avec une pelle, mais comme l'humidité de l'air est toujours nuisible, dispensez-vous de laver ce sol non plus que les escaliers de l'intérieur ; le balayage seul doit être souvent pratiqué.

Si vous lavez du linge, ne le faites jamais sécher dans vos appartemens.

Je conseille à tous les habitans, autant qu'ils le pourront, de ne pas laisser leurs lits dans de petits cabinets obscurs, privés d'air ; d'avoir soin de ne point fermer leurs rideaux, et, si faire se peut, de coucher isolément et le moins de monde possible dans la même pièce.

En se couchant et en se levant, ils éviteront avec le plus grand soin de poser leurs pieds nus sur le sol ; cette précaution est très-importante.

L'air sera, plusieurs fois le jour, renouvelé dans l'habitation, en ouvrant portes et fenêtres ; on fera bien également d'allumer de temps à autre un feu clair sous la cheminée; ce moyen purifie toujours l'atmosphère. En ouvrant portes ou fenêtres le matin, il faut prendre la précaution de ne le faire qu'après s'être complètement habillé; on transpire en sortant du lit, il serait donc préjudiciable de s'exposer à l'impression du froid.

Ne laissez jamais séjourner l'urine dans les vases de nuit, on doit la jeter promptement et mettre un peu d'eau propre dans les vases.

Le refroidissement est placé par ceux qui ont observé le Choléra au nombre des causes les plus propres à favoriser le développement de cette maladie; il est donc nécessaire d'éviter cette cause en se vêtant chaudement et en se garantissant particulièrement le bas-ventre et les pieds de l'action du froid et de l'humidité.

L'exercice et le travail au grand air sont avantageux, mais il ne faut pas les pousser jusqu'à trop de fatigue; la faiblesse en serait un effet naturel et toujours en raison directe du plus ou du moins de vigueur dans la constitution. La sueur provoquée en pareil cas vous prescrit de vous couvrir convenablement en cessant ce travail ou cet exercice, et vous devez avoir grand soin de rentrer au logis lorsque la nuit et sa fraîcheur approchent.

Si vos vêtemens sont accidentellement mouillés, ne les laissez jamais sécher sur votre corps; pressez-vous d'en changer aussitôt que vous êtes à portée de le faire.

La propreté est une des premières règles de l'hygiène, c'est-à-dire, un des principaux moyens pour se conserver en santé ; il faut donc se laver tout le corps de temps en temps avec de l'eau un peu chaude pour favoriser toutes les fonctions de la peau ; mais aussi l'on doit se sécher promptement avec des linges suffisamment chauffés.

Le régime alimentaire, autrement dit le choix et la dose des alimens , exige beaucoup de précautions.

Le pain étant la première nourriture , il faut qu'il soit bon , bien levé et bien cuit.

Les personnes qui auront les moyens de se procurer de la viande, la choisiront peu chargée de graisse et la feront bien cuire soit en bouilli soit en rôti ; si elles veulent la manger en ragoût, elles doivent ne l'assaisonner que légèrement; mais elles éviteront le gibier à chair noire et surtout lorsqu'il sera faisandé.

Toute viande salée et fortement épicée est nuisible.

Les crudités , telles que les salades et les radis ne conviennent pas, du moins faut-il que, pris en petite quantité, leur action soit encore modifiée par d'autres alimens cuits et de bonne digestion.

Les légumes qui servent ici de base à la nourriture de presque toute la population , ne sont point malfaisans ; mais il est essentiel qu'ils soient bien cuits; il conviendrait même de les mettre en purée, car la peau qui les enveloppe ne se digère jamais; elle pèse sur l'estomac et procure beaucoup de vents.

Evitez les oignons, les fèves, le poireau et l'ail cru; la fève crue est très-pesante, les autres irritent vivement l'estomac.

Gardez-vous du fruit vert et soyez même réservé dans l'usage de celui qui est dans sa maturité.

Ne mangez jamais jusqu'à satiété, et laissez à la digestion le temps de s'achever avant de prendre un nouveau repas; que votre souper soit toujours léger, si vous voulez que votre sommeil soit paisible et réparer les forces perdues dans le travail du jour.

Il est prudent de ne pas sortir à jeun.

Les boissons exigent la plus grande attention, les personnes sobres et prudentes auront toujours une chance favorable; je n'ai qu'un seul avis à leur donner, le voici : quelque raisonnable que soit la quantité de vin qu'elles prennent à leurs repas, il vaut beaucoup mieux en boire moitié moins, mais le choisir vieux et de bonne qualité, car les vins jeunes et surtout aigres sont toujours plus nuisibles qu'utiles.

Je m'adresse donc particulièrement à ceux qui ont la malheureuse habitude de s'abandon-

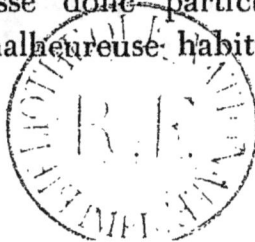

2

ner à l'ivrognerie; s'ils ne se corrigent, ils seront assurément victimes de leurs débauches; et, par humanité, autant que pour leur sûreté personnelle, les aubergistes et marchands de vin, donnant à boire chez eux, doivent faire le sacrifice d'un bénéfice toujours très-mince, plutôt que de laisser exposer à une mort presque inévitable et souvent subite, ceux qui prendraient la maladie par une telle imprudence. L'œil de la police doit donc, pour le salut de tous, exercer la plus vigilante surveillance, pour que les cafés et cabarets soient fermés de bonne heure: un malheureux, ivre de vin ou de liqueurs plus spiritueuses encore, sortant de ces lieux et s'exposant à la fraîcheur de la nuit, peut être atteint spontanément et périr dans la rue sans recevoir aucun secours.

Je dois ajouter que, sans abuser habituellement du vin ou des liqueurs fortes, un seul excès en ce genre suffit pour exposer au Choléra. Il est de même très-imprudent de boire de l'eau-de-vie à jeun; l'estomac, plus impressionnable alors, ne peut qu'en éprouver une dangereuse irritation.

Lorsque vous aurez chaud, et principalement lorsque vous êtes en sueur, gardez-vous de boire frais et surtout à long trait; l'eau seule, dans ce cas, est dangereuse. Ce que vous pouvez

faire de mieux pour étancher votre soif, lorsqu'un travail corporel, excitant la transpiration,
vous porte à boire souvent, c'est d'abord d'hu-
mecter votre bouche, puis d'avaler peu à peu
de l'eau rougie avec du bon vin ou légèrement vinaigrée; par exemple, une cuillerée à
bouche de bon vinaigre sur une pinte (*demi-
litre*) d'eau; on peut encore remplacer cette
quantité de vinaigre par deux mêmes cuillerées
d'eau - de - vie.

L'eau doit être toujours choisie claire et légère.

Parmi les causes qui prédisposent spécialement à la maladie, il en est une qui ne peut
diminuer d'influence et d'action qu'au moyen
des secours sagement distribués à l'indigence par
les ames véritablement sensibles et vertueuses.
Deux récompenses les attendent, 1° l'intime satis-
faction d'arracher à la mort des victimes que
la misère lui aurait impitoyablement livrées,
2° de se mettre soi-même à l'abri du danger
d'une contagion que pourrait produire sur la
classe aisée le grand nombre de malheureux
saisis faute de secours.

Riches! sachez donc que le Choléra n'est qu'un
assassin qui demande la bourse ou la vie; n'oubliez pas qu'en en préservant le pauvre par votre
générosité vous repoussez le fléau loin de votre
demeure.

Je viens de rappeler à l'attention publique
un assez grand nombre de causes qui peuvent
agir dans tous les temps et dans tous les lieux;
je ne négligerai donc pas d'en exposer une autre
qui ne manquerait pas d'exercer dans ce pays
une influence majeure ; elle va se développer
pendant et après l'éducation des vers à soie.

Habitans d'Eyguières, vous n avez pas, je pense,
oublié ce que je vous ai dit dans mon abrégé
de Topographie médicale; c'est ici, mieux que
jamais, que vous devez réfléchir aux dangereuses
émanations qui accompagnent cette branche d'in-
dustrie.

A chaque mue de cette précieuse chenille ,
vous êtes dans l'usage de changer son lit; mais
vous négligez trop souvent d'éloigner de votre
habitation ce résidu qui répand toujours une
odeur désagréable et nuisible. N'oubliez donc pas
de le transporter et de l'enfouir de suite dans
les terres, au fur et à mesure que vous le renou-
vellerez ; votre négligence à cet égard serait in-
excusable. Et si, durant la filature des cocons,
vous déposiez encore les crysalides dépouillées
dans vos basses-cours , au lieu de les enterrer de
suite au loin, rappelez-vous que vous assumeriez
sur vous une terrible responsabilité. L'autorité ,
dans cette circonstance , ne laissera pas retomber
sur elle, je l'espère, tout l'odieux d'une insou-
ciance impardonnable.

Des causes intérieures prédisposantes.

D'autres médecins ont déjà dit que les causes intérieures du Choléra dépendent de l'organisation des hommes, de la manière dont leurs fonctions s'exécutent dans l'ordre naturel, des actions auxquelles ils se livrent et des impressions qu'ils éprouvent. Je ne m'arrêterai pas à celles qui ne dépendent nullement de nous ; une seule classe, que notre sagesse peut modifier, va m'occuper, et je vais vous l'indiquer :

C'est tout ce qui affecte l'ame vivement et profondément : le plaisir et la douleur, l'amour, la haine et la crainte, en un mot, les passions qui tendent toujours à affaiblir le système de nos forces vitales, parce qu'elles sont suivies d'inquiétude, d'agitation et de trouble. Je ne prétends donc pas parler ici de ce genre de passions qui porte l'homme à de grandes et belles actions comme celle de la gloire, celle des sciences et l'amour de la patrie. Je ne compterai pas non plus au nombre des causes de la maladie, celles qui sont douces et modérées, car (ainsi que le dit Zimmermann, en traitant de la Solitude) « nos passions sont les doux zéphirs à l'aide « desquels l'homme devrait conduire sa nacelle « sur l'océan de la vie : elles seules meuvent l'ame ;

« mais lorsqu'elles sont impétueuses, la nacelle
« est en danger et coule à fond ». Je connais trop
bien l'influence des passions vives, pour vous
cacher qu'elles sont non-seulement causes oc-
casionelles des maladies, mais qu'elles en en-
travent toujours la marche et les rendent souvent
mortelles ; aussi Hippocrate a-t-il dépeint les
suites des passions, lorsqu'il a dit : « *Si effer-*
« *buerit anima, unà cum morbo corpus depas-*
« *citur,* » ce qui signifie : « si l'ame est dans
« le trouble, le corps se consume avec la maladie. »
Je citerai encore un fait rapporté par Zimmermann : « Un homme avait le pourpre; tout alla
« bien jusqu'au septième jour, les éruptions com-
« mençaient déjà à tomber : je le trouvai bien
« le soir; au milieu de la nuit il fut saisi d'une
« peur subite, et mourut une demi-heure après. »

Je pourrais offrir encore un grand nombre de
cas prouvant que les passions violentes occasio-
nent les plus graves maladies et quelquefois une
mort subite; mais il n'est peut-être personne qui
n'ait connaissance de quelques faits de cette
nature; je me bornerai donc à donner ici quelques
conseils relatifs aux diverses constitutions indi-
viduelles, et à dire quelques mots sur le caractère des passions capables de produire non-seulement une infinité de maladies, mais qui peuvent
promptement occasioner le Choléra :

L'âge qui suit la jeunesse et précède la vieillesse, l'âge adulte, en un mot, étant celui de la plus grande énergie des organes, les passions aussi s'y trouvent plus actives. L'intempérance, assez ordinaire à cette époque de la vie, vient ajouter au danger; on ne saurait alors trop lui recommander de mettre un frein à son vif entraînement vers le plaisir et de se soumettre à la plus stricte sobriété.

Le tempérament bilieux, dont le caractère est d'être souvent opiniâtre dans ses idées et ses entreprises, qui s'emporte si facilement à la moindre contrariété, est prévenu qu'il doit éviter toute cause qui pourrait lui procurer du trouble, et qu'il doit avoir soin de se modérer en de telles circonstances; mais c'est surtout au tempérament nerveux que doit s'adresser cette recommandation; sa susceptibilité à recevoir plus vivement que tout autre les impressions morales imminentes, le prédispose à la colère, aux emportemens, à la jalousie, à la haine, à un amour excessif, aux transports trop prompts de la joie, à la crainte et à la tristesse. Souvent une cause légère suffit pour déterminer l'un de ces effets dans ce tempérament. Qu'il veille donc sur lui-même pour se préserver de ces trop grands mouvemens de l'ame, car il est bien reconnu que le système nerveux trop irrité est le siége principal du Choléra; qu'il cher-

che donc à éviter jusqu'à l'impression des objets
extérieurs qui peuvent opérer en lui une per-
ception trop active ; il faut qu'il sache céder aux
sages et douces représentations de ses parens, de
ses amis ; qu'il réfléchisse enfin que le Choléra
et une infinité d'autres maladies peuvent être
un prompt résultat de son obstination qui, le
plus souvent, n'est que la conséquence d'un faux
jugement.

Autres moyens préventifs contre le Choléra.

Outre toutes les précautions que je viens de
retracer ci-dessus, il en est particulièrement une
dont l'utilité est trop reconnue par son action
désinfectante pour ne pas la recommander d'une
manière spéciale ; elle consiste à placer dans les
pièces habitées un large vase contenant de *l'eau
chlorurée* ou bien encore du *chlorure de chaux
solide*.

Toutes les émanations nuisibles répandues dans
l'air, et provenant de décomposition putride, sont
détruites par le chlore. L'expérience a trop bien
confirmé ce fait, pour qu'on puisse le révoquer
en doute. Je le prévois déjà, chacun se demandera
qu'est-ce donc que le chlore ? Je voudrais le dire
pour satisfaire cette curiosité naturelle, mais le
langage d'une science étrangère à la multitude

ne serait pas compris, et les bornes de cet opuscule sont loin de me permettre de pareils détails.
La désinfection s'opère complètement ; c'est un
fait avéré, je le répète, et l'on voudra bien se
contenter ici de cette assurance. Mais, dira-t-on
encore, la cause spéciale du Choléra, qui paraît être charriée par l'air, est-elle détruite par
ce chlore ? J'avoue que cette question est des
plus embarrassantes, pour ne pas dire insoluble.
Si nous ne connaissons pas cette cause fatale,
du moins sommes-nous convaincus qu'elle exerce
plus activement sa puissance lorsque des émanations putrides se joignent à elle ; cherchons donc
à rendre notre ennemi plus faible, si nous voulons
le vaincre avec moins d'efforts.

Parmi tous les moyens de désinfectiou indiqués par le secours du chlore, je choisis les
plus économiques, parce qu'ils me paraissent
suffisans et qu'ils sont à la portée de presque
toutes les classes de la population. Je les copie
sur l'ouvrage intitulé : *Manuel complet, préser-
vatif et curatif du Choléra-Morbus, rédigé par
plusieurs Médecins, page 218 et suivantes.*

« *Désinfection d'une salle.*

« Nous prendrons pour exemple une chambre
de douze pieds carrés environ ; si l'on veut

la désinfecter promptement , il faut mettre
dans un vase large et un peu profond , comme
un saladier ordinaire , quatre onces de chlorure de chaux solide , et verser dessus un verre
ou deux de vinaigre , en remuant le mélange
avec un bâton. On ferme toutes les ouvertures
et on laisse dégager le gaz pendant une demi-
heure. On peut accélérer l'opération en plaçant
le vase sur des cendres chaudes. Quand on
pense que tout le chlore est évaporé , on ouvre
de manière à donner un grand courant d'air.

« Dans le cas où une désinfection lente peut
suffire , le procédé est encore plus simple :
on se borne à placer sur le plancher une ou
plusieurs assiettes, dans lesquelles on met quelques cuillerées de chlorure solide que l'on
renouvelle chaque jour. Le chlore s'en dégage
d'une manière lente et assez régulière. Si l'on
veut accélérer l'opération , on laisse tomber
par gouttes quelques cuillerées de vinaigre dans
chaque assiette, et pour achever de faire sortir
tout le chlore , avant de mettre de nouveau
chlorure , on verse une plus grande quantité
de vinaigre.

« *Désinfection des vêtemens.*

« On met dans une assiette deux ou trois
cuillerées de chlore solide, on ajoute une ou

deux cuillerées de vinaigre, et, aussitôt que
le dégagement commence, on passe chaque
vêtement au milieu de la vapeur, en retournant
de manière à imprégner toutes les parties.
On peut, pour éviter d'être incommodé par
cette vapeur qui cause souvent une toux violen-
te, placer le vêtement sur une ou deux cordes
au-dessus de l'assiette, et le retourner de loin
avec une baguette, une canne, etc. On doit
s'attendre, dans cette opération, à voir les
couleurs des étoffes s'altérer ou disparaître tout-
à-fait. On peut aussi tremper les vêtemens dans
l'eau chlorurée.

« *Désinfection de la peau, etc*.

« Lorsqu'on a touché un cholérique, ou quelque chose dont on se défie, on doit se laver
les mains avec de l'eau chlorurée qui se prépare
en faisant dissoudre deux cuillerées de chlorure
par pinte d'eau, en laissant reposer ensuite
et en décantant, c'est-à-dire en coulant dou-
cement pour laisser le marc.

« On fera bien aussi de se laver le visage, mais
il suffira dans ce cas d'une eau préparée avec une
cuillerée de chlorure par pinte.

« Il serait prudent d'en jeter quelques gouttes
dans les cheveux et même sur les habits, si leur
qualité le permet.

« Enfin, on pourra mettre quelques cuillerées de chlorure de chaux solide dans l'eau d'un bain.

« *Désinfection portative.*

« Lorsqu'on voudra avoir toujours du chlore à sa disposition , il n'est pas de moyen plus simple, plus sûr et moins dangereux, que de porter avec soi un flacon contenant du chlorure de chaux solide; chaque fois qu'on voudra respirer du chlore, il suffira de déboucher le flacon, qui risquera beaucoup moins de se répandre qu'en employant le chlorure liquide, comme on le fait généralement. Il faudra renouveler le chlorure aussitôt que le flacon ne fournira plus de chlore, ce que l'odorat indique parfaitement. On aura une plus grande abondance de gaz si on ajoute quelques gouttes de vinaigre , mais l'épuisement aura lieu plus promptement. On ajoutera une odeur agréable, en joignant au vinaigre une huile aromatique quelconque; on pourra se servir de toutes sortes de flacons, même de ceux à sel d'Angleterre et à parfums; mais le meilleur sera toujours un simple petit flacon fermé à bouchon de liége.

« Nous croyons avoir conseillé les moyens de désinfection les plus simples et surtout les plus économiques. Nous pouvons en outre garantir que leurs effets préservatifs seront au moins aussi certains que toutes les *liqueurs*, *appareils* et *flacons* que l'on vend à grand prix à Paris et ailleurs, qui sont présentés fastueusement dans tous les papiers publics par des hommes sans mission et sans conscience, et même par des pharmaciens en réputation, parmi lesquels on est fâché d'en voir que leur position honorable devrait empêcher de se livrer à ces publications, à ces annonces qui décèlent trop évidemment un esprit mercantile.

« Le vrai philantrope est celui qui enseigne à tout le monde comment on peut, au moindre prix possible, tirer tous les avantages d'une découverte utile; il est des hommes qui ne jugent une découverte utile que quand elle leur profite. »

D'après les considérations ci-dessus, on peut conclure que la précaution que prennent quelques personnes de porter sur elles des sachets contenant du camphre, est peu importante, pour ne pas dire inutile; elle n'a rien, à la vérité de désavantageux, si ce n'est que son odeur n'est pas supportée par tout le monde.

Je ne saurais blâmer ces autres sachets contenant du chlorure de chaux, que l'on met dans les cravates; mais, ils doivent avoir l'inconvénient d'irriter continuellement la membrane pituitaire ainsi que l'organe de la vue; d'ailleurs l'évaporation du gaz se fesant assez promptement, il faut les renouveler souvent; le flacon indiqué ci-avant me paraît préférable.

Une précaution prescrite dans le Manuel que j'ai déjà cité, est sans contredit très-sage : on y engage tout le monde à se munir par avance d'une certaine quantité de médicamens pour porter les premiers secours aux cholériques, et pour être sur-le-champ mis à la disposition du médecin. Je ne puis que louer cette prévoyance; mais cette liste de médicamens ainsi que les quantités prescrites se trouvent de beaucoup au-dessus des moyens de la grande majorité de la population; je les réduirai donc à ce qui me paraît suffisant, et je ferai sur le nombre le choix qui me semble convenable. J'invite conséquemment toutes les personnes qui pourront le faire, et notamment les familles qui n'habitant pas dans la commune, et qui, par cette cause, se trouvent éloignées de la pharmacie, à se prémunir des remèdes suivans :

LISTE ET QUANTITÉ DES MÉDICAMENS GÉNÉRALEMENT NÉCESSAIRES.

Eau de fleurs d'oranger. . . . ⎫
    de menthe. . . . . ⎬ Une topette de chaque.
    de mélisse . . . . ⎭
    de Cologne. . . . . Un flacon.
Sirop de gomme. . . . . Une topette.
Laudanum liquide. . . . . Une once.
Extrait d'opium. . . . . 12 pilules d'un grain.
Ether sulfurique. . . . . Une once.

Fleurs de tilleul.........	
Feuilles de menthe........	Une poignée de chaque.
de mélisse........	
Fleur de camomille.......	
Thé de bonne qualité.......	Une demi-once.
Quelques citrons.	
Farine de graine de lin......	Deux livres.
Farine de moutarde........	Une livre.
Huile de térébenthine.......	Quatre onces.
Emplâtre pour vésicatoires...	Deux onces.
Eau-de-vie forte..........	Une bouteille.
Vinaigre fort.............	Quelques litres.
Chlorure de chaux en poudre.	Une livre.
Sable bien sec et fin........	Un demi-décalitre.

Outre ces remèdes nécessaires, il n'est guère moins indispensable d'avoir à sa disposition le liniment prescrit dans les instructions populaires déjà publiées, et dans lesquelles j'ai puisé des moyens à employer avant l'arrivée du médecin. On y trouvera la formule de ce liniment que chacun peut aisément préparer chez soi. On verra également par la note qu'une sage expérience a dictée, qu'il ne serait pas prudent de suivre à la lettre les premiers moyens indiqués dans lesdites Instructions populaires.

Moyens à employer avant l'arrivée du médecin.

Il faut exciter fortement la peau et y rappeler la chaleur.

A cet effet, on placera le malade nu entre deux
couvertures de laine préalablement chauffées ou
bassinées, et l'on promenera sur toute la surface
du corps, à travers la couverture, des fers à re-
passer chauds ou une bassinoire. On arrêtera plus
long-temps les fers sur le creux de l'estomac, sous
les aisselles, sur le cœur (1).

On frictionnera fortement et *long-temps* les
membres avec une brosse sèche ou avec un liniment irritant, en se servant d'un morceau de laine
ou de flanelle. Ces frictions devront, autant que
faire se pourra, être pratiquées par deux personnes, dont chacune frottera en même temps une

(1) Je m'arrête à cette première partie des instructions qui prescrit des moyens énergiques pour rappeler la chaleur à la surface
d'un corps glacé par les seuls effets de la cause morbifique ; mais de
tels secours sont évidemment dangereux, et ne peuvent qu'appeler
plus promptement la mort. Le corps de l'homme n'est pas, comme
une substance inerte, impunément soumise à une transition subite
de température ; personne n'ignore, par exemple, qu'un membre
à peu près gelé tombe bientôt à l'état de gangrène si on l'expose su-
bitement à une forte chaleur; ce n'est que par degrés qu'on peut
lui rendre la vitalité qu'il semble avoir perdue ; ce n'est surtout,
comme l'a déjà dit M. le docteur Trousseau, qu'en remettant en jeu
la puissance génératrice de la chaleur, qu'on peut le réchauffer
réellement. C'est donc une réaction vitale qu'il faut obtenir par
des moyens plus convenables, tels que les frictions sèches long-
temps pratiquées avant d'employer ces fers chauds, ces bains de
vapeurs, dont la température est beaucoup trop élevée pour le
début des secours.

moitié du corps, en ayant toujours grand soin de découvrir le moins possible le malade.

Le liniment dont la formule suit paraît, si l'on s'en rapporte aux observations, avoir été employé avec un succès tout particulier.

Prenez : Eau-de-vie, une chopine;

        Vinaigre fort, une demi-chopine ;

        Farine de moutarde, une demi-once;

        Camphre, deux gros ;

        Poivre, deux gros ;

        Une gousse d'ail pilée.

Mettez le tout dans un flacon bien bouché, et faites infuser pendant trois jours au soleil ou dans un endroit chaud.

Ces frictions devront être continuées longtemps, et le malade devra rester couché enveloppé dans de la laine.

On pourra aussi employer des sinapismes chauds sur le dos et sur le ventre, ou encore des cataplasmes de farine de graine de lin bien chauds et arrosés d'essence de térébenthine.

On s'est enfin servi avec avantage de petits sacs remplis de cendres chaudes ou de sable chaud, et qu'on applique sur le corps.

L'expérience a prouvé, dans plusieurs lieux où le Choléra a régné, qu'on peut obtenir de grands avantages des bains de vapeurs vinaigrés, ou vinaigrés et camphrés.

Ainsi , pendant qu'on cherche à réchauffer le malade par le repassage avec des fers chauds et par des frictions , on peut préparer un bain de vapeur de la manièrè suivante : on fait rougir des cailloux ou des morceaux de briques ou de fer ; on place sous un fauteuil ou sous une chaise de cannes un vase en terre qui contient du vinaigre , auquel quelques-uns conseillent d'ajouter du camphre (deux gros de camphre dissous dans suffisante quantité d'esprit de vin pour une pinte de vinaigre). Ces diverses dispositions étant prises , on fait asseoir le malade déshabillé sur le fauteuil , et on l'entoure , à l'exception de la tête , ainsi que le fauteuil , de couvertures de laine qui devront descendre jusqu'au bas des pieds , lesquels devront poser sur de la laine ou sur tout autre corps chaud. On jette ensuite, l'un après l'autre , et à peu de secondes d'intervalle , les cailloux ou les morceaux de briques ou de fer dans le vinaigre , qui , par ce procédé , s'échauffe et est bientôt réduit en vapeur. Ce bain doit durer de dix à quinze minutes.

Lorsqu'on en sort le malade , il doit rester couché entre des couvertures de laine très-sèches et chaudes, où on le laissera tranquille, si une transpiration modérée s'est établie. Dans le cas contraire, on continuera les frictions , toujours entre les couvertures , *jusqu'à l'arrivée du médecin* , qu'on doit se presser d'appeler.

Mais il ne suffit pas de réchauffer le corps exté-
rieurement, il faut aussi le réchauffer intérieu-
rement.

A cet effet, on donne de quart d'heure en quart
d'heure une petite demi-tasse d'une infusion aromatique très-chaude (une infusion de menthe poi-
vrée ou de mélisse; on la prépare comme du thé),
et toutes les demi-heures, immédiatement avant
la tasse d'infusion, douze à quinze gouttes de *liqueur ammoniacale anisée et camphrée.* Les pharmaciens prépareront cette liqueur de la manière
suivante :

    Alcool, 12 onces.

    Ammoniaque liquide à 18 degrés, 3 onces.

    Huile essentielle d'anis, une demi-once.

    Camphre, un gros et demi.

Mettez et conservez dans un flacon bouché à
l'éméri.

Ces douze à quinze gouttes de liqueur ammoniacale ainsi préparée se prennent dans une cuillerée à bouche d'eau gommée (avec un peu d'eau et
de sirop de gomme). On a aussi obtenu d'heureux
effets, dans certains lieux, de l'alcali volatil fluor
donné à la dose de quinze à vingt gouttes toutes
les demi-heures ou toutes les heures, dans une
tasse de forte décoction chaude de gruau d'avoine
ou d'orge mondé, ou, à leur défaut, d'eau chaude.
Ce dernier médicament ne devra néanmoins être

administré au plus que deux fois avant l'arrivée du médecin. A défaut de ces moyens, on peut donner avec avantage l'eau pure, bue le plus chaud possible et prise en petite quantité à la fois.

Quoique ces divers moyens doivent être mis en usage le plus tôt possible, il faudra cependant les administrer avec ordre et sans trop de précipitation.

Il sera utile, toutes les fois qu'on le pourra, de placer le malade dans une pièce séparée de celle qu'habitent les autres membres de sa famille.

On fera bien aussi de jeter les hardes du malade dans une eau de savon très-chaude.

« La convalescence exige des précautions que le médecin devra indiquer. Toutefois on ne saurait trop recommander aux convalescens l'observation *rigoureuse* des règles de préservation qui ont été exposées, car les personnes qui ont eu le Choléra sont quelquefois exposées à des rechutes. »

Je ne finirai pas cet article sans y ajouter encore une petite observation : on pourrait croire que la liqueur ammoniacale formulée ci-avant, et prescrite à la dose de douze à quinze gouttes dans une cuillerée à bouche d'eau gommée, est de rigoureux usage, et l'on serait alors dans des transes, lorsqu'on ne trouverait pas cette liqueur toute préparée chez le pharmacien (ce qui est probable pour beaucoup de lieux). Qu'on se rassure : je pense qu'il sera plus convenable de donner au malade, en attendant le médecin, deux ou trois cuillerées de thé en infusion bien chaude et d'y ajouter simplement dix à douze gouttes de laudanum liquide avec un peu de sirop de gomme ; ce qui peut se faire instantanément.

Quant à l'usage de l'alcali volatil fluor, je conseille de ne jamais en faire usage avant l'arrivée du médecin ; à lui seul appartient de juger si cette liqueur ne produira pas une irritation dangereuse.

Réflexions sur le siége du Choléra et sur son Traitement.

Les médecins ont divergé d'opinion sur le siége primitif du Choléra, les uns l'ont placé dans le cerveau, d'autres dans le cœur, d'autres encore dans la moelle de l'épine, enfin dans la membrane muqueuse des voies digestives. M. le professeur Dupuytren, dans une lettre qu'il a écrite le 27 septembre dernier à M. Rothschild, s'exprime lui-même de la manière suivante :

« Si l'on en juge par le siége et le caractère des
« douleurs, par l'abondance et la nature des éva-
« cuations auxquelles elle donne lieu, cette ma-
« ladie doit avoir son siége primitif et principal
« dans le canal alimentaire, c'est-à-dire dans l'es-
« tomac et les intestins.

« Cependant il paraît résulter d'ouvertures de
« corps faites en assez grand nombre, qu'on n'a
« découvert jusqu'ici dans ces parties aucune
« trace constante de lésion organique.

« Je crois d'abord que ces ouvertures ont été
« pratiquées sur des sujets qui ont succombé très-
« promptement à la maladie, et avant qu'elle ait
« pu produire des lésions organiques.........»

Un peu plus bas, M. Dupuytren ajoute :

« Quelques données pourraient servir de guide
« aux médecins anatomistes qui voudront bien
« prendre la peine de lire cette note.

« Le Choléra a pour effet évident, incontesta-
« ble, de donner lieu à des évacuations surabon-
« dantes, tant par le haut que par le bas, d'une
« matière liquide, légèrement trouble, et à peu
« près insipide. C'est donc vers les organes qui
« fournissent cette matière qu'il faudrait diriger
« les recherches propres à éclairer sur la nature
« du Choléra-morbus. Or, ces organes ne peu-
« vent être que le pancréas, le foie ou ceux qui
« fournissent la matière des sécrétions propres
« au canal intestinal, c'est-à-dire de petits corps
« appelés glandes ou follicules muqueux (glandes
« de Brunner et de Peyer), qui sont situés dans
« l'épaisseur de la membrane interne du canal
« alimentaire, et qu'on trouve réunis en plus
« grand nombre dans certaines parties de ce ca-

« nal, connues de tous les anatomistes. Suivant
« moi, le foie doit être mis hors de question,
« parce que la nature des évacuations, dans le
« Choléra, n'a aucune analogie avec celle des
« fluides que cet organe sécrète ; il n'en est pas
« de même du pancréas, qui, comme le prou-
« vent les salivations, pourrait bien fournir la
« matière évacuée par les personnes affectées du
« Choléra. Il est probable, néanmoins, que cette
« matière provient des organes sécréteurs placés
« dans les parois des intestins.

« Je suis persuadé qu'un examen attentif de
« ces follicules à l'œil nu, ou mieux encore à la
« loupe, fera découvrir dans leur cavité, dans
« leurs parois ou dans leur voisinage, dans leur
« développement, dans leur altération, ou bien
« dans celle de la matière de leur sécrétion, le
« siége et peut-être aussi la nature du Choléra.... »

Telle était alors l'opinion de l'illustre professeur
de Paris ; mais on peut remarquer qu'elle n'est
pas appuyée par ses propres recherches cadavériques après des cas du Choléra épidémique.

Une autre opinion vient de surgir tout récem-
ment ; c'est celle d'un professeur non moins illustre. M. Delpech, qui s'est rendu en Angleterre
pour y observer le Choléra, ne pouvait, en raison
de son zèle et de la pénétration de son esprit,
manquer de nous offrir quelque lumière importante
dans le résultat de ses recherches cadavériques.

Dans une lettre que ce professeur écrivit le 24 février dernier, d'Edimbourg, à Sir Henri Halford, premier médecin du Roi d'Angleterre, on trouve le passage suivant :

« L'analyse des symptômes de la maladie m'a-
« vait porté à regarder les organes épigastriques,
« et particulièrement le point central de l'appareil
« nerveux ganglionaire, comme le siége probable
« du principe du Choléra. La contemplation des
« malades a donné bien plus de force, dans mon
« esprit, à cette induction naturelle ; mais tous
« les doutes ont disparu, lorsque j'ai pu faire des
« recherches cadavériques, J'ai trouvé une in-
« flammation évidente dans les *ganglions sémi-*
« *lunaires*, qui en sont souvent ramollis ; dans le
« *plexus solaire*, dans le *plexus rénaux*, dans le
« nerf *pneumo-gastrique*. Cet état est constant
« dans les ganglions; il est variable dans les plexus
« nerveux : voilà sept autopsies qui déposent
« unanimement. M. le professeur Lizars, d'Edim-
« bourg, vient de vérifier les mêmes faits, après
« la communication que je lui avais donnée de
« mes observations ; j'ai tout lieu de croire qu'el-
« les sont certaines, qu'elles seront vérifiées dans
« les recherches ultérieures, si on leur donne le
« soin convenable. Il est très-probable que les
« affections morbides que l'on a souvent trouvées
« aussi dans la moelle épinière sont une extension

« de l'état inflammatoire du point correspondant
« de l'appareil nerveux ganglionaire. Il faut peut-
« être en dire autant des altérations que l'on a
« trouvées au cerveau, et que j'y ai vues assez
« souvent moi-même ; de l'inflammation que j'ai
« vue également aux membranes muqueuses des
« voies alimentaires, et de toute autre combi-
« naison morbide semblable, telles qu'elles ont
« été observées et qu'elles ont lieu souvent chez
« les gens du peuple souffrans et malheureux.

« L'idée générale de la maladie serait donc :

« Un état inflammatoire des ganglions sémi-
« lunaires, plus ou moins étendu aux portions
« contiguës du même appareil nerveux ;

« Un état morbide, inflammatoire ou non, dans
« d'autres appareils organiques, résultant secon-
« dairement des sympathies exercées par l'affec-
« tion primitive des ganglions, et plus ou moins
« préparé par les dispositions antérieures.

« Ceci constitue des complications acciden-
« telles, le tétanos, la gastro-entérite, la péri-
« tonite, la méningite et l'encéphalite. »

. . . .

Je m'arrête à ces passages ; je conçois que le
langage de l'auteur ne peut être compris que
des médecins anatomistes ; mais pour en offrir
à tous autres lecteurs une idée plus à leur portée, je dirai que notre illustre professeur a très-

probablement découvert le principal et véritable siége du Choléra, et qu'il se trouve par conséquent dans la classe des nerfs qui portent particulièrement la vie aux différens organes, et notamment, dans le cas présent, à ceux contenus dans la poitrine et le ventre.

Une des conséquences bien remarquables de cette affection nerveuse essentielle, est l'hémostase du sang, c'est-à-dire le ràlentissement progressif de la circulation, d'où résulte nécessairement le froid général qu'on observe sur tous les cholériques. Un autre effet non moins important, c'est la couleur noire que le sang ne manque pas de prendre, par la raison que, dans les poumons, la combinaison chimique de l'air pur avec le sang n'ayant plus lieu, comme auparavant, ce sang perd la couleur rouge vif qu'il puisait dans cette combinaison, et qu'il perd en même temps la chaleur dont cet air pur (*appelé oxigène par les chimistes*) est pour lui le principe.

Les premiers secours à porter aux malades affectés du Choléra ont déjà été exposés de la manière la plus détaillée possible; reste à présent la tâche du médecin; mais combien n'est-elle pas embarrassante dans le choix d'une foule de moyens curatifs proposés, et en faveur desquels l'expérience n'a rien encore acquis de positif! Je ne prétends donc pas tracer ici une règle de conduite à MM. les docteurs-médecins, mes confrères, je n'ai pas encore été moi-même à portée de combattre le Choléra spasmodique, et tout ce que je pourrais dire sur la nature des moyens ne saurait être jugé par les personnes étrangères à l'art et pour lesquelles je fais cet opuscule.

Seulement, et pour dire quelque chose de ce traitement, je pense, d'après les plus judicieux observateurs, particulièrement M. le professeur Delpech, que la saignée du bras, aussitôt qu'elle peut être pratiquée, doit être, comme il le dit, *l'ancre de salut*, parce que la maladie paraît notoirement inflammatoire, et que la position des organes affectés réclame cette élection de lieu pour l'opération.

Je sens également que la suppression totale des alimens est indispensable ; je conçois qu'une boisson aromatique à laquelle on ajoute une dizaine de gouttes de laudanum, réitérée de deux en deux heures, peut arrêter la maladie dans son principe, parce qu'alors l'inflammation n'est pas encore allumée, et que, probablement, l'irritation seule existe.

Les émétiques ont pu être employés quelquefois sans danger, mais seulement lorsqu'une indication très-pressante les réclamait ; en toute autre circonstance, je crois qu'on doit s'en abstenir, pour ne pas aggraver les crampes et les douleurs de l'estomac, et dans tous les cas il ne faut les administrer qu'après la saignée.

Les sangsues appliquées sur la région épigastrique, peuvent être d'une grande utilité, lorsque le médecin reconnaîtra des symtômes certains de gastrite, ou de gastro-entérite (*inflammation de l'estomac, ou de l'estomac et des intestins ensemble*). Mais, hors ce cas, la saignée me paraît toujours préférable.

Après les émissions sanguines, on doit recourir aux moyens irritans appliqués sur la peau, afin de provoquer une transpiration salutaire. Je conviens qu'un bain entier à la température d'environ 25 à 30 degrés Réaumur peut être fort avantageux, mais ce moyen est rarement praticable chez les pauvres habitans des campagnes ; les frictions avec le liniment déjà indiqué dans les premiers secours peuvent être encore d'une très-grande utilité, mais il faut surtout ne pas négliger les synapismes et les vésicatoires les plus prompts à agir. Dans la préparation des premiers, quelques personnes pensent que le vinaigre ajouté à la moutarde, la rend plus active ; c'est une grande erreur, car les acides s'opposent toujours au développement de l'huile essentielle qu'elle contient, et qui seule produit sur la peau la rubéfaction et l'irritation convenables; c'est donc simplement avec de l'eau qu'il faut les préparer.

Quant aux vésicatoires, la pommade ammoniacale de Gondret est sans contredit bien préférable aux cantharides, en raison de la promptitude de son action, mais on peut encore user d'un autre moyen qui agit à l'instant même; c'est l'eau bouillante, que tout le monde trouve à sa portée. M. Mayor de Lausanne a proposé avec raison ce vésicant, non avec l'eau bouillante en nature, mais de la manière suivante : on prend un marteau, on le laisse environ une minute dans l'eau bouillante, on place un linge ou une feuille de papier sur la partie du corps où l'on veut opérer la vésication, et l'on y applique le marteau ainsi chauffé; on le relève presque immédiatement et l'on voit l'épiderme se soulever en même temps.

Outre tous les moyens indiqués pour rappeler la chaleur, but principal du traitement, je regarde comme très-utile l'usage des lavemens chauds et stimulans.

Il est encore un autre secours qui vient d'être proposé par MM. Gosselin et Corser, pharmaciens à Paris. Je le signale avec d'autant plus d'empressement, qu'avant d'en avoir avis, je l'avais déjà moi-même conçu; et si, comme je l'espère, il produit les effets que sa nature semble promettre, honneur en soit rendu à ceux qui l'ont indiqué les premiers. Ce moyen est l'inspiration du *gaz oxigène*, et certes, si dans la commune que j'habite, le Choléra vient malheureusement se déclarer, je me promets bien d'employer cet agent actif pour ranimer le jeu de l'organe pulmonaire et combattre les désordres de l'hématose (*sanguification.*) J'aurai cependant la précaution, dans certains cas, par exemple, si je reconnais trop de susceptibilité dans l'organe de la respiration, d'étendre dans une quantité proportionnée d'air atmosphérique, le gaz oxigène qui seul, en pareil cas, pourrait peut-être trop irriter.

Je m'abstiens de parler de toutes les autres substances médicamenteuses. Les notes et ouvrages sur le Choléra en ont déjà traité suffisamment, pour fixer, à leur égard, l'opinion des médecins.

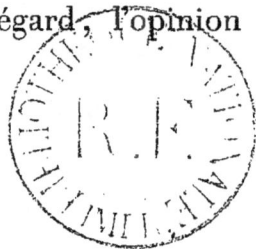

FIN.

TABLE.

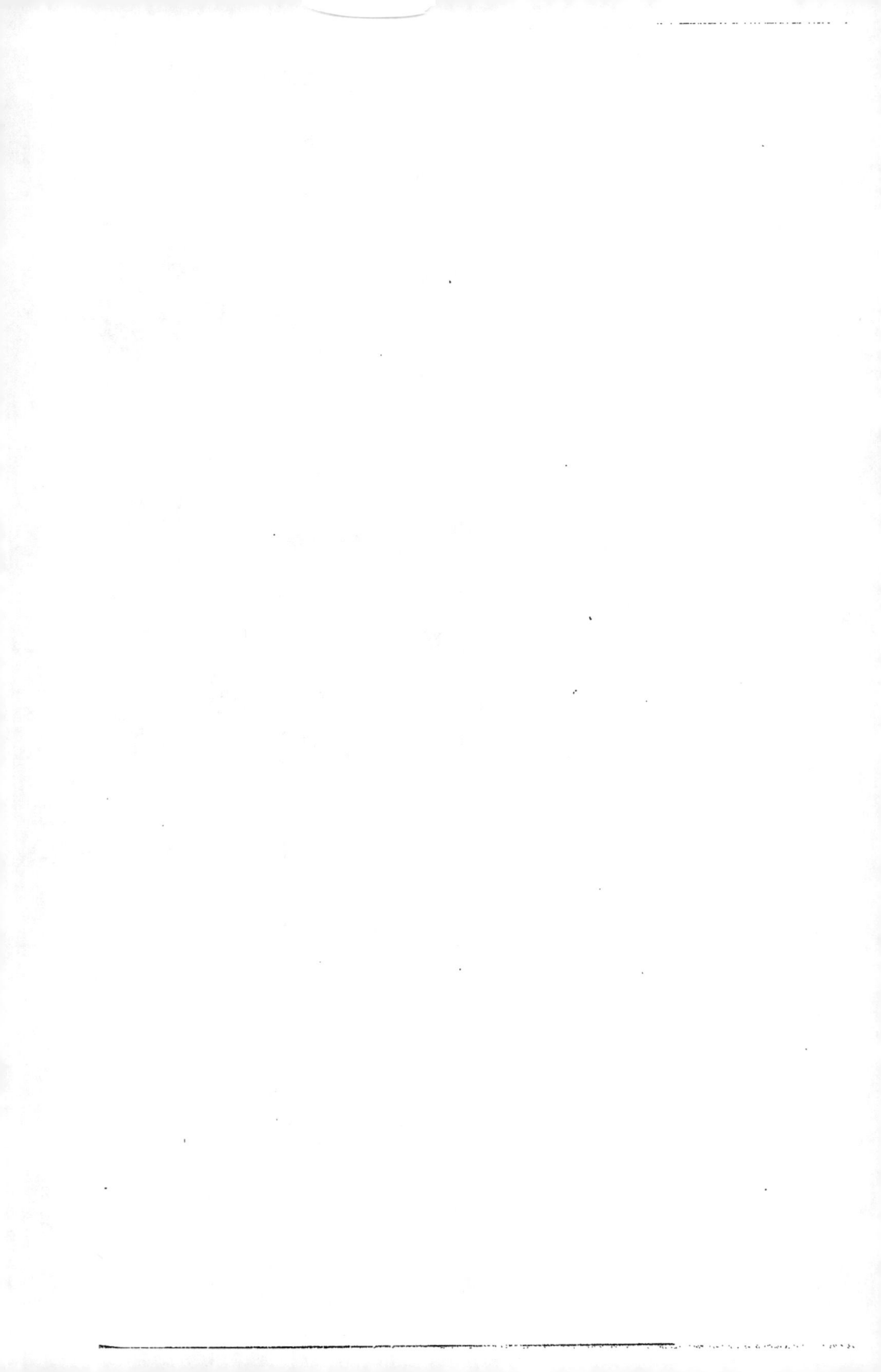

www.ingramcontent.com/pod-product-compliance
Lightning Source LLC
Chambersburg PA
CBHW071410200326
41520CB00014B/3370